BEI GRIN MACHT SICH IHR WISSEN BEZAHLT

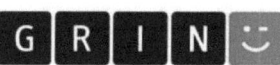

Analyse des Gesundheitsproblems Typ2-Diabetes. Ein interdisziplinärer Ansatz

Alisa Schäfers

GRIN

Bibliografische Information der Deutschen Nationalbibliothek:

Die Deutsche Nationalbibliothek verzeichnet diese Publikation in der Deutschen Nationalbibliografie; detaillierte bibliografische Daten sind im Internet über http://dnb.d-nb.de abrufbar.

ISBN: 9783346434494
Dieses Buch ist auch als E-Book erhältlich.

© GRIN Publishing GmbH
Nymphenburger Straße 86
80636 München

Druck und Bindung: Books on Demand GmbH, Norderstedt Germany
Gedruckt auf säurefreiem Papier aus verantwortungsvollen Quellen

Das vorliegende Werk wurde sorgfältig erarbeitet. Dennoch übernehmen Autoren und Verlag für die Richtigkeit von Angaben, Hinweisen, Links und Ratschlägen sowie eventuelle Druckfehler keine Haftung.

Das Buch bei GRIN: https://www.grin.com/document/1031163

Deutsche Hochschule für

Prävention und Gesundheitsmanagement

Hermann Neuberger Sportschule 3

66123 Saarbrücken

Projektarbeit

Name, Vorname	Schäfers, Alisa

Inhaltsverzeichnis

1 Analyse des Gesundheitsproblems Typ-2-Diabetes

Diabetes mellitus hat sich zu einem großen Gesundheitsproblem mit alarmierenden Dimensionen entwickelt. Weltweit leben ca. eine halbe Milliarde Menschen mit Diabetes. Im Jahr 2000 lag die globale Schätzung der Diabetesprävalenz bei Personen im Alter zwischen 20 und 79 Jahren bei 151 Millionen. Dieses entsprach bereits den damaligen WHO-Schätzungen von 150 Millionen Betroffenen. Die Schätzungen unterschiedlichster Organisationen zeigen große Anstiege, welche sich sogar ausgehend vom Jahr 2000 bis zum Jahr 2019 auf 463 Millionen verdreifacht haben. Mit Blick auf die Zukunft zeigt sich, dass die Diabetes Auswirkungen mit großer Wahrscheinlichkeit weiter immens zunehmen werden (IDF Diabetes Atlas, 2019).

1.1 Definition Diabetes mellitus

Diabetes mellitus ist eine Stoffwechselerkrankung, welche durch einen erhöhten Blutzuckerspiegel einer Person gekennzeichnet ist. Der Körper produziert das Hormon Insulin überhaupt nicht, nicht ausreichend genug oder kann das von ihm produzierte Insulin nicht effektiv nutzen. Das essentielle Hormon Insulin wird in der Bauchspeicheldrüse produziert, welches insbesondere auch für den Fett- und Eiweißstoffwechsel unerlässlich ist. Der klinische Indikator für Diabetes sind erhöhte Blutzuckerwerte (Hyperglykämie). Ein Insulinmangel oder Zellen, die nicht auf Insulin reagieren, führen zu einer Hyperglykämie. Ein langfristiges, unkontrolliertes Insulindefizit kann viele Organe des Körpers schädigen. Sogar Behinderungen und lebensbedrohliche gesundheitliche Komplikationen können die Folge sein. Nierenschäden, Herz-Kreislauf- oder Augenkrankheiten sind nur einige Beispiele für Folgeschäden eines solchen Insulindefizites. Gerade deshalb ist ein sorgfältiger Umgang mit Diabetes nötig, um solche Komplikationen zu verzögern oder ganz zu vermeiden (IDF Diabetes Atlas, 2019).

Laut der World Health Organization [WHO] (1999) wird die Diagnose eines Diabetes mellitus bei der Überschreitung des Grenzwertes für den Nüchternblutzucker von 126 mg/dl (7,0 mmol/l) gestellt. Auch die Erreichung oder Überschreitung im sogenannten Glukosetoleranztest von 200 mg/dl (11,1 mmol/l) trägt dazu bei. Des Weiteren spricht für eine Diagnose von Diabetes mellitus das Zusammentreffen typischer klinischer Symptome wie beispielsweise Polydipsie, Polyurie oder Gewichtsabnahme mit einem durch Zufall gemessenen Blutzucker von >200 mg/dl (WHO, 1999).

1.2 Klassifikation Diabetes mellitus

Laut der American Diabetes Association [ADA] (2019) kann Diabetes in vier allgemeine Kategorien eingeteilt werden, welche im Folgenden tabellarisch dargestellt werden.

Tab. 1: Kategorisierung Diabetes mellitus (modifiziert nach ADA, 2019)

Kategorisierung Diabetes mellitus	
Diabetes mellitus Typ 1	Autoimmune β-Zellzerstörung → Führt im Normalfall zu absolutem Insulinmangel
Diabetes mellitus Typ 2	Progressiver Verlust der β-Zell – Insulinsekretion → verminderte Wirkung des Hormons Insulin (Insulinresistenz)
Gestational Diabetes mellitus [GDM]	Schwangerschaftsdiabetes → Diagnose im zweiten oder dritten Trimester der Schwangerschaft. Diabetes wurde vor Schwangerschaft nicht eindeutig diagnostiziert
Spezifische Arten von Diabetes aufgrund anderer Ursachen	Monogene Diabetes-Syndrome → Neugeborene, Altersdiabetes bei jungen Menschen Erkrankungen der exokrinen Bauchspeicheldrüse → zystische Fibrose und Pankreatitis Medikamente- oder chemikalieninduzierte Diabetes → Glukokortikoid-Einsatz bei Behandlung von HIV/AIDS oder nach Organtransplantationen

Diabetes mellitus Typ 1 betreffen ca. 5-10% der Diabetiker. Früher wurde dieser als „juveniler Diabetes" bezeichnet. Eine autoimmune Zerstörung der β-Zellen der Bauchspeicheldrüse (Pankreas), welche für die Insulinproduktion zuständig sind, führt normalerweise zu einem absoluten Insulinmangel. Die Ursache ist meist unbekannt und in Kombination mit einer Autoimmunreaktion. Es werden körpereigene Strukturen durch das Immunsystem angegriffen und die insulinproduzierenen Zellen der Pankreas zerstört (Hien, Böhm, Claudi-Böhm, Krämer & Kohlhas, 2013).

Diabetes mellitus Typ 2 [DMT2] betreffen ca. 90% der Diabetiker, welcher auch als „Altersdiabetes" bezeichnet wird. Eine periphere Insulinresistenz ist hier die Ursache, wodurch Zellen der Muskulatur, Fettgewebe sowie Leber vermindert auf das Hormon Insulin ansprechen. Dies hat eine erhöhte Insulinproduktion zur Folge. Die Pankreas kann so erschöpft werden, dass es nach mehreren Jahren zu einen Insulinmangel führt. Laut Hien et al. (2013) liegt beim DMT2 ein relativer Insulinmangel vor, welcher durch eine verminderte Wirkung des Hormons Insulin (Insulinresistenz) und der Notwendigkeit zur Erhöhung der Insulinmenge bedingt wird.

GDM, auch Schwangerschaftsdiabetes genannt, betreffen 1-3% aller Schwangeren. Die Dunkelziffer ist jedoch deutlich höher. Gekennzeichnet ist diese Klassifizierung von Diabetes durch eine Störung des Kohlenhydratstoffwechsels während einer Schwangerschaft (Steffel & Lüscher, 2011). Die Diagnose findet im zweiten oder dritten Trimester der Schwangerschaft statt. Andere spezifische Formen von Diabetes werden aufgrund anderer Ursachen wie beispielsweise Pankreatitis oder Operationen bedingt (ADA, 2019).

1.3 Diagnostische Beurteilungskriterien für Typ-2-Diabetes

Im Folgenden werden die differenzialdiagnostischen Kriterien zur Unterscheidung für die Diabetestypen 1 und 2 bei der Diagnosestellung tabellarisch dargestellt. Die Daten wurden nach der Nationalen Versorgungsleitlinie Typ-2-Diabetes ausgewertet (Petersmann et al., 2019).

Tab. 2: Differnzialdiagnostische Kriterien Diabetestyp 1 und 2 bei Diagnosestellung (modifiziert nach Petersmann et al., 2019)

Kriterien	Diabetes Typ 1	Diabetes Typ 2
Vererbung	variabel	
Ätiologie	Genetische Prädisposition autoimmun	Genetische Prädisposition multifaktoriell
Pathogenese	Absoluter Insulinmangel Autoantikörper	Insulinresistenz und –sekretionsstörung bis zum Insulinmangel
Typisches Manifestationsalter	Kindes- bis Erwachsenenalter	Erwachsenenalter
Klinische Manifestation	Schwere Hyperglykämie, Polydipsie, akut. Polyurie, Ketoazidose	Moderate Hyperglykämie, langsamer Beginn, oftmals Folgeerkrankungen
Begleiterkrankungen	Zöliakie, Autoimmunthyreoditis	Metabolisches Syndrom: Kombination aus Diabetes, Bluthochdruck und viszerale Adipositas
Gewicht	Normalgewicht	Übergewicht
Plasmainsulin/ C-Peptid HOMA-B (Quantifizierung β-Zellreserve)	Vermindert bis fehlend	Zu Beginn oft Erhöhung, dann vermindert
Neigung zur Ketose	Ja	Nein

Kriterien	Diabetes Typ 1	Diabetes Typ 2
Autoantikörper		
HOMA-R (Quantifizierung Insulinresistenz)	Nein	Ja
Therapie	Insulin	Insulin sowie lebensstilmodifizierte Maßnahmen und orale Antidiabetika

Petersmann et al. (2019) unterscheiden zwei Messgrößen für die Diagnosekriterien des Diabetes mellitus. Im Folgenden werden die Messgrößen und ihre Kriterien tabellarisch dargestellt.

Tab. 3: Diagnosekriterien des Diabetes mellitus (modifiziert nach Petersmann et al., 2019)

Messgröße	Diagnosekriterien Diabetes mellitus
Venöse Plasmaglukose	Gelegenheitsplasmaglukosewert von ≥200 mg/dl (≥11,1 mmol/l)
	Nüchtern-Plasmaglukose von ≥126 mg/dl (≥7,0 mmol/l) (Fastenzeit 8–12 Stunden)
	Oraler Glukosetoleranztest-2-h-Wert im venösen Plasma ≥200 mg/dl (≥11,1 mmol/l)
HbA1c	HbA1c ≥6,5% (≥48 mmol/mol Hb)

Des Weiteren werden unter den Diagnosekriterien die „Gestörte Glukosetoleranz" sowie die „Abnormal erhöhte Nüchternglukose-Werte" definiert. Die „abnormale Nüchternglukose" wird auch als IFG (impaired fasting glucose) bezeichnet. Diese ist für den Bereich der Nüchternglukose im venösen Plasma von 100-125 mg/dl (5,6 mmol – 6,9 mmol/l) zuständig. Die „Gestörte Glukosetoleranz" wird auch als IGT (impaired glucose tolerance) bezeichnet und entspricht einem 2 Stunden Plasmaglukosewert im Oralen Glukosetoleranztest im Bereich von 140-199 mg/dl (7,8-11,0 mmol/l). Die Nüchternglukosewerte sind <126 mg/dl (<7,0 mmol/l). Ein IFG sowie IGT treten oftmals bei Menschen mit einer Glukoseverwertungsstörung auf (Petersmann et al., 2019).

1.4 Ursachen und Risikofaktoren

Es gibt verschiedene Ursachen für DMT2. Die spezifischen Ätiologien sind jedoch nicht bekannt. Trotzdessen kommt es zu keiner autoimmunen Zerstörung der β-Zellen und es können keine anderen bekannten Ursachen des Diabetes festgestellt werden. Kennzeichen der meisten Patienten mit DMT2 sind Übergewicht und Adipositas. Übergewicht kann

einen gewissen Grad an Insulinresistenz verursachen. Aufgrund der gradialen Entwicklung der Hyperglykämie bleibt Typ-2-Diabetes oftmals viele Jahre lang undiagnostiziert.
Häufig ist der Krankheitsverlauf in frühen Stadien nicht sehr schwerwiegend, sodass klas-
sische Diabetessymptome nicht wahrgenommen werden (ADA, 2019).

Das Risiko für DMT2 wird durch veränderbare und nicht veränderbare Risikofaktoren
bestimmt. Zu den nicht veränderbaren Risikofaktoren zählen Alter, Familiengeschichte/
Genetische Veranlagung, Ethnizität, Geschichte des GDM sowie ein polyzystisches Ova-
rialsyndrom [PCOS]. Als eines der bedeutendsten Risikofaktoren für DMT2 zählt das
Alter. Mit zunehmendem Alter steigt die Prävalenz von Diabetes sowohl bei Männern als
auch bei Frauen an. Die Prävalenz bei Personen unter 60 Jahren liegt bei weniger als 10%.
Bei Personen über 80 Jahren liegt sie hingegen bei mehr als 20% (Paulweber et al., 2010).

Tab. 4: Auswirkungen des Risikofaktors „Alter" auf Diagnosekriterien (modifiziert nach Paulweber et
al., 2010)

Diagnosekriterien	Auswirkungen
Mittlere Plasmaglukosekonzentra-tion bei 2 Stunden (2-Stunden-PG) des Glukosetoleranztests	Steigt mit zunehmenden Alter, insbesondere im Alter über 50 Jahren
	Frauen haben höhere mittlere 2-Stunden-PG-Werte als Männer, insbesondere im Alter über 70 Jahren
Mittlerer Plasmaglukosespiegel (FPG)	Steigt nur geringfügig mit Blutdruck an
	Im Alter von 30-69 Jahren: bei Männern höher als bei Frauen
	Nach 70 Jahren: bei Frauen höher
Gestörte Glukoseregulation (IGT) und gestörte Nüchternglukose (IFG)	Prävalenz: 15% Personen mittleren Alters
	35-40% ältere Menschen

Bezüglich des Risikofaktors Familiengeschichte/ Genetische Veranlagung kann festge-
halten werden, dass eine große Anzahl genetischer Varianten das Risiko für DMT2 erhö-
hen können. Nach Paulweber et al. (2010) können 25 Genorte identifiziert werden, welche DMT2 beeinflussen können. Es wird jedoch darauf hingewiesen, dass weniger als
10% der genetischen Komponenten des Diabetes-Risikos, die genetischen Varianten er-
klären können. Wird die Familiengeschichte betrachtet zeigt sich, dass Kinder eines El-
ternteils mit DMT2 ein Risiko von 40% besitzen, an Diabetes zu erkranken. Das Risiko
in der Allgemeinbevölkerung liegt lediglich bei etwa 7%. Bei eineiigen Zwillingspaaren
ist das Auftreten dieser Erkrankung im hohen Grad konkordant (60-90%). Hingegen liegt
bei zweieiigen Zwillingspaaren das Auftreten der Erkrankung zwischen 17 und 37%, welches weniger konkordant ist (Paulweber et al., 2010).

Ein weiterer Risikofaktor ist die Ethnizität. Einige ethnische Gruppen haben eine besondere Veranlagung DMT2 und eine Insulinresistenz zu entwickeln. Vor allem die Aussetzung ungünstiger Bedingungen spielt hier eine entscheidende Rolle. Des Weiteren können große Unterschiede zwischen ethnischen Gruppen hinsichtlich der Prävalenz von Diabetes festgestellt werden. Beispielsweise haben asiatische Inder im Vergleich zu den Kaukasiern eine höhere Insulinresistenz, die zu einem erhöhten Risiko von DMT2 beiträgt (Paulweber et al., 2010).

GDM ist ein zusätzlicher Risikofaktor für Typ-2-Diabetes. Paulweber et al. (2010) stellen fest, dass es eine starke Korrelation zwischen der Entwicklung von DMT2 und einer GDM besteht. In untersuchten Studien konnte ein etwa 7,5-fach erhöhtes Risiko für DMT2 für Frauen mit GDM, im Vergleich zu Frauen mit einem normalen Verlauf der Schwangerschaft, identifiziert werden.

Ein letzter Risikofaktor laut Paulweber et al. (2010) ist das PCOS. Es ist eine häufig auftretende Störung des weiblichen Hormonhaushaltes und betrifft etwa 10% der Frauen. Oftmals treten viele belastende Begleiterscheinungen auf wie beispielsweise Akne oder Übergewicht. 10% der Frauen mit PCOS sind Diabetikerinnen und etwa 30% haben eine gestörte Glukosetoleranz. Auch wird beobachtet, dass endokrine Störungen bei ihnen ausgeprägter sind, welche zu einem hohen Risiko für DMT2 beitragen (Paulweber et al., 2010).

Zu den veränderbaren Risikofaktoren für Typ-2-Diabetes zählen Übergewicht und Fettleibigkeit, körperliche Inaktivität, Störungen in der intrauterinen Entwicklung/Vorreifung, gestörte Nüchternglukose und gestörte Glukosetoleranz, das metabolische Syndrom, ernährungsbedingte Faktoren, diabetogene Medikamente, Depressionen, obesigenes/diabetogenes Umfeld sowie ein niedriger sozioökonomischer Status. Beispielsweise können Übergewicht oder körperliche Inaktivität zur Entwicklung von DMT2 beitragen, wobei vermutlich Übergewicht ein größeres Ausmaß des Risikos einnimmt. Des Weiteren konnte nachgewiesen werden, dass körperliche Aktivität für die Prävention von Diabetes ein entscheidender Faktor ist (Paulweber et al., 2010).

1.5 Pathophysiologie

Die Pathophysiologie des DMT2 ist multifaktoriell. Entscheidend ist vor allem eine sogenannte periphere Insulinresistenz der Körperzellen. Nach einer Phase gestörter Glukosetoleranz kommt es zu einer Überzuckerung (Hyperglykämie), die sich im weiteren Verlauf mit deutlich erhöhten Nüchternglukosewerten manifestiert. Faktoren für die

Entstehung sind zum einen starke genetische Prädispositionen sowie zum anderen Adipositas. Durch die Insulinresistenz ist die Aufnahme von Glukose in die Muskel- und Fettzellen vermindert, was eine Hyperglykämie begünstigt. Pathophysiologisch erfolgt zusätzlich ein Wegfall der insulinvermittelten hemmenden Wirkung auf die Glukoneogenese in der Leber sowie auf die Glykogenolyse. Ferner kommt es insbesondere nach den Mahlzeiten in der Pankreas zu einer abnorm verminderten Insulinsekretion. Durch die Abfolge der genannten Ereignisse kommt es zu langfristigen Folgen, die sich oftmals erst spät manifestieren (insbesondere Ernährungs-, Nerven- und Gefäßschaden) (AMBOSS, 2020).

1.6 Daten zur Prävalenz und Inzidenz in Deutschland und im Saarland

Mit Blick auf die gesundheitliche Situation der saarländischen Bevölkerung zeigt sich durch den demographischen Wandel eine voraussichtliche Zunahme an vielen chronischen Erkrankungen im Alter, insbesondere DMT2. Die deutschlandweiten Daten können auf die gesundheitliche Situation der saarländischen Bevölkerung übertragen werden, da für diese nur vereinzelt Daten vorliegen.

Der Inzidenzwert des Diabetes beschreibt den Anteil aller Neuerkrankungen des dokumentierten Diabetes von allen Erwachsenen, welche gesetzlich krankenversichert und ohne dokumentierte Diagnose von Diabetes im Vorjahr sind. Unter einer Neuerkrankung wird das Vorliegen in vier Quartalen mindestens zweier ambulant gesicherter dokumentierter Diagnosen oder einer stationären dokumentierten Diagnose definiert (Robert-Koch-Instituts [RKI], 2019). Die Inzidenz des Diabetes stellt die absoluten Zahlen der Neuerkrankten dar, wodurch die Krankheitsdynamik eingeschätzt werden kann. Aufgrund der Rate von Neuerkrankungen kann die zukünftige Prävalenz und die erwartende Anzahl Erkrankter beeinflusst werden. Im Jahr 2012 betrug der Inzidenzwert in Deutschland des dokumentierten Diabetes von gesetzlich krankenversicherten Erwachsenen 1,2%. Dieses entspricht 560.762 Personen. Hinsichtlich der Altersgruppen zeigt sich, dass die Inzidenz mit dem Alter bei Frauen sowie bei Männern ansteigt. Der höchste Wert kann im Altersbereich ab 80 Jahren festgestellt werden (RKI, 2019). Es wird insgesamt die zunehmende Anzahl dokumentierter Neuerkrankungen mit steigendem Alter deutlich. Die Daten zur Schätzung der Prävalenz des bekannten Diabetes sind laut Heidemann, Du, Schubert, Rathmann & Scheidt-Nave (2013) Bestandteil des Gesundheitsmonitorings des RKI in der „Studie zur Gesundheit Erwachsener in Deutschland" (DEGS1, 2008-2011). Sie stellen Bevölkerungen im Alter zwischen 18 bis 79 Jahren dar. Es wurden ärztliche Interviews geführt, in denen die Teilnehmer Selbstangaben über die Einnahme von Antidiabetika oder zu einem jemals ärztlich diagnostizierten Diabetes geben sollten. Es wurden 7080 Teilnehmer in die Untersuchung einbezogen, wovon 591 Teilnehmer einen jemals ärztlich diagnostizierten Diabetes angaben. Die Lebenszeitprävalenz liegt für Personen im Alter von 18 bis 79 Jahren insgesamt bei 7,2%. Es konnte eine deutliche Zunahme der Prävalenz bei beiden Geschlechtern im Laufe des Alters festgestellt werden. Wo der Wert bei unter 50-Jährigen noch bei unter 5% liegt, steigt dieser auf rund 22% bei den 70- bis 79-Jährigen an. Des Weiteren kann festgestellt werden, dass Männer und Frauen mit niedrigem Sozialstatus eine signifikant höhere Lebenszeitprävalenz der Erkrankung Diabetes im Gegensatz zu Personen mit hohem Sozialstatus aufweisen. Bei der Betrachtung der Lebenszeitprävalenz hinsichtlich der Wohnregion zeigt sich eine höhere Prävalenz für die neuen Bundesländer gegenüber den alten Bundesländern. Außerdem gibt es Variationen der Prävalenz nach Art der Krankenversicherung. Die Prävalenz bei Privatversicherten liegt bei 3,8% und bei gesetzlich Krankenversicherten mit 7,5% tendenziell höher. Die Ergebnisse der Studie weisen auf, dass insgesamt ca. 4,6 Millionen Menschen in Deutschland mit einem diagnostizierten DMT2 leben. Die Durchführung der bundesweiten telefonischen Befragungen der Gesundheitssurveys GEDA 2009 und GEDA 2010 ergeben einen Gesamtwert der Lebenszeitprävalenz von 8,7% und insgesamt 5,9 Millionen Menschen mit einer Diabetesdiagnose ab 18 Jahren. Im Alter von 18 bis 79 Jahren zeigt sich im Vergleich zur DEGS1 eine höhere Prävalenz von 8,2% (Heidemann et al., 2013). Für das Bundesland Saarland kann in den Gesundheitssurveys GEDA festgestellt werden, dass die Diabetesprävalenz bei 8,6% liegt. Die beobachtete 12-Monats-Prävalenz liegt bei Personen im Alter zwischen 45 und 64 Jahren bei 8%. Im Alter über 65 Jahren ist schon jeder Fünfte betroffen. Darüberhinaus fällt ein deutlicher Geschlechtsunterschied ins Auge, indem männliche Saarländer prozentual deutlich höher liegen als Saarländerinnen (RKI, 2015).

Laut des Deutschen Gesundheitsberichts Diabetes 2020 haben aktuell mindestens 6,9 Millionen Menschen DMT2. Durch valide Schätzungen liegt das mittlere Alter bei der Typ-2-Diabetesdiagnose in Deutschland bei 63 (Frauen) und 61 (Männer) Jahren. Durch mehrere Studien konnte eine kontinuierliche Zunahme der Prävalenz von Diabetes in Deutschland festgestellt werden.

Der Anstieg ist oftmals auf ältere Bevölkerungsgruppen ab 65 Jahren, Personen mit niedrigem Bildungsstatus, geringe körperliche Aktivität und einem hohem Body Mass Index über 30 kg/m² zurückzuführen (Jacobs & Rathmann, 2019).

Die BARMER (2020) untersuchte anhand von GKV-Daten standardisierte Diabetesprävalenzen je Bundesland für das Jahr 2019.

Tab. 5: Standardisierte Diabetesprävalenzen je Bundeland für 2019 (modifiziert nach Barmer GEK, 2020)

Bundesland	Standardisierte Diabetesprävalenz 2019
Sachsen-Anhalt	11,7%
Sachsen	11,5%
Brandenburg	11,3%
Thüringen	11,0%
Mecklenburg-Vorpommern	10,9%
Saarland	**10,7%**
Berlin	10,0%
Rheinland-Pfalz	9,2%
Hessen	9,1%
Niedersachsen	8,8%
Bremen	8,8%
Nordrhein-Westfalen	8,6%
Bayern	8,5%
Hamburg	8,4%
Baden-Württemberg	8,2%
Schleswig Holstein	7,9%

Auch hier werden die regionalen Unterschiede hinsichtlich der Wohnregion deutlich. Es gibt weiterhin höhere Diabetes-Prävalenzen in den alten Bundesländern im Vergleich zu den neuen Bundesländern. Durch die Daten der BARMER (2020) zeigt sich für das Bundesland Saarland eine kontinuierliche Steigerung standardisierter Diabetesprävalenz. Im Jahr 2012 lag diese bei 8,6%, wobei im Jahr 2019 das Saarland auf Platz 6 im Vergleich zu den anderen Bundesländern weiterhin an der Spitze mit 10,7% liegt (BARMER, 2020). Laut den Ergebnissen des Gesundheitsatlas für das Bundesland Saarland konnte bestätigt werden, dass DMT2 insbesondere ältere Menschen betrifft. Mehr als die Hälfte von insgesamt 101.00 Menschen mit Typ-2-Diabetes sind älter als 70 Jahren. Wie bereits erwähnt ist das Alter ein bestimmender Risikofaktor für die Krankheitsentwicklung. In beiden Geschlechtergruppen sind ca. 40% im Alter zwischen 80 und 90 Jahren betroffen.

Die Prävalenz im Saarland liegt in fast allen Altersgruppen im Vergleich zum Bundesdurchschnitt deutlich darüber. Laut Prognose des RKI und des Deutschen Diabetes Zentrums (DDZ) werden im Jahr 2040 knapp zwölf Millionen Menschen an DMT2 erkranken. Im Vergleich zum Jahr 2015 wäre dies eine Steigerung der Erkrankungsfälle von bis zu 77%. Ausgangspunkt ist eine Inzidenzrate von 0,5% bei einer geringeren Mortalitätsrate von Diabetes erkrankter Menschen. Dieser enorme Anstieg der Prävalenz lässt sich nur vermeiden, wenn die Neuerkrankungszahlen durch effektive Präventionsmaßnahmen deutlich reduziert werden (AOK, 2019).

1.7 Dunkelziffer

Um eine Dunkelziffer abschätzen zu können, benötigt es eine Untersuchung von glykämischen Maßen wie Blutglukose und HbA1c. In den Auswertungen liegen diese oftmals nicht vor oder wurden nicht standardisiert gemessen. In der Vergangenheit wurde davon ausgegangen, dass sich die Dunkelziffer des unbekannten Diabetes an der Gesamtprävalenz auf 50% beläuft. Jedoch scheint es in den letzten Jahren zu einem Rücklauf dieses Wertes zu kommen. Die Prävalenz des unbekannten Diabetes wurde über den HbA1c-Wert im aktuellen Gesundheitssurvey DEGS1-Studie durch eine Teststichprobe ermittelt. Dieser wurde auf ca. 2% geschätzt, wovon Männer 2,9% und Frauen 1,2% ausmachten. Im Vergleich zum vorangegangen Bundesgesundheitssurvey hat die Prävalenz in den Jahren zwischen 1997 und 2011 von 3,8% auf 1,8% abgenommen. Der Anteil der Gesamtprävalenz entspricht im Jahr 1997 41% und im Jahr 2011 22%. Des Weiteren lässt sich im Vergleich der beiden Gesundheitssurveys feststellen, dass es zu einer Reduktion der Prävalenz des Prädiabetes von 28% auf 21% kam. Zusammenfassend kann durch die Ergebnisse gezeigt werden, dass ein Umschwung stattgefunden hat. Im Laufe der Zeit kam es zu einer Entwicklung vom unbekannten Diabetes hin zur Diabetesdiagnose. Laut Jacobs & Rathmann (2019) sind mögliche Gründe: Mehr Nutzung des Diabetes-Risikoscores, Einführung des HbA1c zur Diagnose von Diabetes und eine Verbesserung des Screenings von Risikopersonen. Die Ergebnisse machen insgesamt deutlich, dass effiziente Primärprävention weiterhin im Mittelpunkt stehen muss, um Diabetes in Deutschland weiter voranzutreiben (Jacobs & Rathmann, 2019).

1.8 Begleit- und Folgeerkrankungen

Im Folgenden werden die akuten Komplikationen des Typ-2-Diabetes tabellarisch dargestellt.

Tab. 6: Akute Komplikationen des Typ-2-Diabetes (modifiziert nach IDF, 2019)

Akute Komplikation	Beschreibung
Ketonbildung im Körper oder diabetische Ketoazidose (DKA)	Komplexe Stoffwechselstörung
Hypoglykämie bei Verwendung von Insulin oder Sulfonylharnstoff	Es benötigt ein Gleichgewicht aus Nahrungsaufnahme, Bewegung und glukosesenkenden Medikamenten
Hyperglykämische hyperosmolare Zustand (HHS)	Tiefgreifende Dehydrierung und Verlust der Elektrolyte mit Risiko für andere Komplikationen

Über die akuten Komplikationen hinaus können weitere wesentliche Begleit- und Folgeerkrankungen durch Diabetes entstehen, welche im weiteren Verlauf näher erläutert werden sollen.

1.8.1 Diabetes und Herz-Kreislauf-Erkrankungen

Die größte Ursache für Menschen mit Diabetes hinsichtlich der Morbidität und Mortalität sind eine Vielzahl von Herz-Kreislauf-Erkrankungen. Das relative Risiko laut IDF Diabetes Atlas (2019) für Herz-Kreislauf-Erkrankungen liegt zwischen 1,6 und 2,6. Das Risiko für Diabetiker zu erkranken ist um 6-20% erhöht. Die Prävalenz für Herz-Kreislauf-Erkrankungen bei Erwachsenen mit Diabetes liegt bei 32%, die Prävalenz der koronaren Herzkrankheit bei etwa 21%. Dies betrifft oftmals Länder mit mittleren und hohen Einkommen. Etwa 15% aller Todesfälle mit Glukoseüberschuss stehen mit Kardiovaskulären- und Nierenerkrankungen sowie Diabetes in Verbindung. Periphere Arterienerkrankung, Herzinsuffizienz, koronare Herzkrankheit und zerebrovaskuläre Erkrankungen sind die häufigsten und klassischsten Arten von Herz-Kreislauf-Erkrankungen in Verbindung mit Diabetes. Diese werden mit beispielsweise Krankenhausaufenthalte, Schlaganfälle oder auch plötzlichen Tod manifestiert. Auch der erhöhte Blutzuckerspiegel ist für eine Reihe metabolischer Risikofaktoren wie Dyslipidämie, Adipositas oder Bluthochdruck verantwortlich. Körperliche Inaktivität oder Rauchen können das Risiko stark beeinflussen (IDF Diabetes Atlas, 2019).

Zusammenfassend lässt sich feststellen, dass Personen mit Diabetes und einem erhöhten Blutzucker ein fast verdoppeltes Risiko für kardiovaskuläre Erkrankungen besitzen. Um das Risiko dafür zu reduzieren benötigt es sowohl eine Senkung des Bluthochdrucks und Blutzuckerspiegels als auch lipidsenkende Medikamente (IDF Diabetes Atlas, 2019).

1.8.2   Diabetische Augenkrankheit

Eine viel gefürchtete Komplikation des Diabetes ist die diabetische Augenkrankheit (DED). Hauptursachen für die Erblindung in der Bevölkerung gilt die Erkrankung der Netzhaut des Auges (Retinopathie). Die Gesamtprävalenz lag laut IDF Diabetes Atlas (2019) bei Menschen mit Diabetes bei 35%, wovon 12% sehkraftbedrohende Retinopathie hatten. Die Retinopathie-Prävalenz bei DMT2 steht in Verbindung mit der Dauer, der Verschlechterung der Blutzuckereinstellung sowie des Auftretens von Bluthochdruck. Ein globaler Aktionsplan der WHO von 2014 bis 2019 stellt die Notwendigkeit auf, die Prävalenz von Sehbehinderungen und Blindheit zu verringern, da diese vermeidbar sind. Diabetes gehört zu den fünf häufigsten Ursachen in Verbindung mit mittlerer oder schwerer Sehbehinderung und sogar Blindheit (IDF, 2019).

Zusammenfassend zeigt sich, dass Sehbinderung und Erblindung durch frühzeitige Diagnosen und rechtzeitige Behandlungen der diabetischen Retinopathie verhindert werden können. Das Risiko einer diabetischen Augenerkrankung kann durch eine Optimierung der Einstellungen des Blutzuckers sowie Blutdrucks und durch ein Screening auf diabetische Retinopathie reduziert werden. Außerdem müssen für aussagekräftige Vergleiche der Prävalenz der diabetischen Retinopathie, Screening-Methoden mit international anerkannten Standards und Diagnosekriterien zu Verfügung stehen. Dadurch können einzelne Länder, Regionen und ethnische Gruppen besser miteinander verglichen werden (IDF, 2019).

1.8.3   Diabetische Nierenerkrankung

Erkrankungen wie beispielsweise Bluthochdruck, rezidivierende Harnwegsinfektionen oder diabetische Nephropathie können die Folge von chronischen Nierenerkrankungen bei Menschen mit Diabetes sein. Werden chronische Nierenerkrankungen [CNE] global betrachtet zeigt sich, dass mehr als 80% im Endstadium durch Bluthochdruck oder Diabetes verursacht wurden. Die Hypertonie geht häufig der CNE bei DMT2 voraus, welche zum Fortschreiten der Nephropathie verantwortlich ist. Das Risiko von CNE steht oftmals in Verbindung mit Herz-Kreislauf-Erkrankungen, wodurch eine Kontrolle von Blutdruck sowie Blutzucker ein effektiver Schritt zur Reduktion sein kann. Diabetesbedingte CNE ist häufig mit hohen Gesundheitsausgaben verbunden. Menschen mit Diabetes in Kombination mit einer Dialyse lassen die jährlichen Gesundheitskosten im Vergleich zu normalen Verläufen der Niereninsuffizienz um das 2,8-fache ansteigen. Zusammengefasst verursachen weltweit 80% der Nierenerkrankungen im Endstadium Diabetes sowie Bluthochdruck oder eine Kombination aus beiden. Chronische Nierenerkrankungen und Diabetes stehen oftmals in Verbindung mit kardiovaskulären Erkrankungen. Umso wichtiger scheint die Verhinderung von DMT2 und diesbezüglich eine frühe Diagnose und darauffolgende Behandlung von Diabetes Betroffenen mit CNE (IDF, 2019). Um diabetische Nierenerkrankungen wirksam zu verringern ist laut IDF (2019) die Prävention von DMT2 sowie bei Diabetes-Erkrankten eine Diagnose und Behandlung von CNE im frühen Stadium entscheidend.

1.8.4   Nerven/Gefäßschäden und der diabetische Fuß

Die häufigste Form der diabetesbedingten Neuropathie ist die periphere Neuropathie, welche die distalen Nerven der Gliedmaßen betrifft. Es kommt zu einer Veränderung der symmetrischen sensorischen Funktion, wodurch abnormale Gefühle und Taubheit wahrgenommen werden. Diese Veränderungen begünstigen Entwicklungen von Geschwüren, welche durch eine abnorme Verteilung bzw. äußeres Trauma des inneren Knochendrucks entstehen. Dieses wird auch als sogenannter diabetischer Fuß bezeichnet, welcher zu schwerwiegenden und chronischen Komplikationen führen kann. Des Weiteren haben Menschen mit Diabetes haben eine 10 bis 20 – mal häufigere Amputation unterer Extremitäten als Menschen ohne Diabetes. Nach Schätzungen verlieren Menschen infolge von Diabetes weltweit alle 30 Sekunden eine untere Extremität oder einen Teil davon durch Amputation. Außerdem kann festgestellt werden, dass Geschwüre am Fuß oder Amputationen häufiger in Ländern mit niedrigem und mittlerem Einkommen auftreten als in Ländern mit hohem Einkommen. Auch die Prävalenz ist bei Menschen mit DMT2 höher als bei Menschen mit Diabetes mellitus Typ 1.

Insgesamt kann festgestellt werden, dass weltweit 40 bis 60 Millionen Menschen mit Diabetes von Komplikationen mit den unteren Extremitäten und dem diabetischen Fuß betroffen sind. Aufgrund von Amputationen sowie chronischen Geschwüren wird die Lebensqualität signifikant vermindert. Auch das Risiko frühzeitig zu sterben ist erhöht. Problematisch ist, dass weniger als ein Drittel der Ärzte eine diabetesbedingte periphere Neuropathie als Anzeichen erkennen. Richtige Diagnosen könnten die hohen Mortalitäts- und Morbiditätsraten wesentlich reduzieren (IDF, 2019).

1.9 Mortalität

Die Diabetes Atlas Group schätzte für das Jahr 2013 insgesamt 5,1 Millionen Todesfälle weltweit. In Europa auf Diabetes zurückzuführen waren 619.847 Todesfälle. Laut Jacobs, Hoyer, Brinks, Kuss & Rathmann (2017) zählt Diabetes zu den 10 häufigsten Todesursachen in der Welt. Die Zahl der Todesfälle aufgrund von Diabetes hat sich im Laufe der Zeit von 1999 bis 2010 sogar verdoppelt. Die Lebenserwartung von erkrankten Personen reduziert sich um 5 bis 6 Jahre. In der vorliegenden Studie wird die Zahl der überhöhten Todesfälle durch Diabetes Typ 1 und 2 in Deutschland geschätzt, welche hätten vermieden werden können. Die Sterberate bezüglich Diabetes muss jedoch genauso hoch sein wie die Rate der Bevölkerung ohne Diabetes (Jacobs et al., 2017).

Insgesamt zeigt sich in den Ergebnissen, dass im Jahr 2010 137.950 Todesfälle durch DMT2 hätten vermieden werden können. Somit belaufen sich 16% aller Todesfälle in Deutschland auf Typ-2-Diabetes. Geschlechterspezifisch lässt sich im Vergleich zu den Frauen erkennen, dass bei den Männern leicht übermäßig viele Todesfälle aufgetreten sind. Bei Männern mit DMT2 lagen die übermäßigen Sterbefälle bei 73.427 und bei den Frauen bei 64.523 Todesfällen. Überzählige Todesfälle hinsichtlich speziellen Alters traten zwischen 70 und 89 Jahren auf (Jacobs et al., 2017). Auch der IDF Diabetes Atlas (2019) bestätigt, dass mit zunehmendem Alter die Zahl von übermäßigen Todesfällen steigt. Insgesamt lässt sich eine Steigerung der Diabetes-Mortalitätsraten mit dem Alter feststellen, welche immer höher waren als in der Bevölkerung ohne Diabetes (Jacobs et al., 2017).

Des Weiteren wird deutlich gemacht, dass sich die geschätzte Mortalitätsrate sowohl auf den Zusammenhang zwischen Diabetes und Tod als auch auf den Zusammenhang zwischen Krankheiten aufgrund von Diabetes und Tod bezieht. Darunter fallen beispielsweise schwere Komplikationen wie Augenerkrankungen, Amputationen an den unteren Extremitäten oder auch Herzinsuffizienz. Jacobs et al. (2017) sind der Meinung, dass die meisten Todesfälle von Diabetes aufgrund mikro- und makrovaskulärer Komplikationen stattfinden. Die Folge- und Begleiterkrankungen von Diabetes erschweren eine genaue Schätzung der Mortalität, wodurch sich aus diesem Grund auch auf die verschiedenen Todesursachen konzentriert werden muss (Jacobs et al., 2017).

Laut RKI (2019) liegt die altersadjustierte Mortalitätsrate aufgrund von Diabetes im Jahr 2014 bei Personen ab 30 Jahren um das 1,54-fache höher als bei Personen ohne Diabetesdiagnose. Mit Blick auf die geschlechterspezifische Unterteilung zeigt sich auch hier, dass Männer ein erhöhtes Sterberisiko haben als Frauen mit Diabetes (Frauen: 1,52-fach;

Männer: 1,56-fach). Im Gegensatz zu den bisher dargestellten Ergebnissen lässt sich eine Erhöhung der Mortalitätsrate durch Zunahme des Alters nicht bestätigen. Die Sterberate bei Personen mit Diabetes liegt im Jahr 2014 über die Hälfte von Personen ohne Erkrankung. Nach RKI (2019) nähert sich mit zunehmendem Alter bei Personen mit oder ohne Diabetes die Anzahl verbleibender gesunder Lebensjahre sogar an.

1.10 Gesundheitspolitische Bedeutung

Aktuell haben laut des Deutschen Gesundheitsberichtes aktuell 6,9 Millionen Menschen DMT2. In der zeitlichen Entwicklung zeigt sich ein hoher Anstieg von Erkrankungen. Vom Jahr 2000 bis zum Jahr 2019 hat sich der Wert auf 463 Millionen erkrankte Personen weltweit verdreifacht (IDF Diabetes Atlas, 2019). Es konnte durch mehrere Studien nachgewiesen werden, dass es eine kontinuierliche Zunahme der Prävalenz von Diabetes in Deutschland gibt (Heidemann et al., 2013). Insbesondere zeigt sich im Bundesland Saarland, dass in fast allen Altersgruppen im Vergleich zum Bundesdurchschnitt die Prävalenz deutlich darüber liegt. (AOK, 2019). Voraussichtliche Prognosen des RKI und des Deutschen Diabetes Zentrum machen deutlich, dass im Jahr 2040 sogar knapp 12 Millionen Menschen von DMT2 betroffen sein werden. Im Jahr 2010 hätten bereits 137.950 Todesfälle von DMT2 vermieden werden können (RKI, 2019). Wichtig ist insbesondere zu betrachten, dass eine Mortalitätsrate nur sehr schwer geschätzt werden kann. Es sollte Diabetes immer in Bezug zu den Folge- und Begleiterkrankungen gesetzt werden, da diese auf verschiedenen Todesursachen in Bezug auf Diabetes zurückzuführen sind. Des Weiteren kann der Anstieg der Prävalenz weiter vermieden werden, wenn Neuerkrankungen durch effektive Präventionsmaßnahmen deutlich reduziert werden. Auch die veränderbaren Risikofaktoren sollten gesundheitspolitisch in den Mittelpunkt gerückt werden, wodurch viele Diabetesdiagnosen reduziert werden könnten. Beispielsweise konnte nachgewiesen werden, dass körperliche Aktivität für die Prävention von Diabetes entscheidend ist (Jacobs et al., 2017). Die Ergebnisse machen insgesamt deutlich, dass effiziente Primärprävention weiterhin im Mittelpunkt stehen muss, um Diabetes in Deutschland weiter voranzutreiben. Es kann zukünftig davon ausgegangen werden, dass vor allem die Krankheitskosten für das Gemeinwesen im Bund sowie insbesondere im Saarland jährlich steigen werden. Bestmögliche Versorgungen gegen eine Diagnose Diabetes könnten dadurch nicht mehr möglich sein. Die Lebenszeit von Diabetespatienten ist häufig um viele Jahre verkürzt, wodurch vor allem eine optimale Versorgung nötig ist.

2 Literaturverzeichnis

Amboss (2020). Diabetes mellitus, Wissen. Amboss Klinik. Zugriff am 16.11.2020. Verfügbar unter: https://www.amboss.com/de/wissen/Diabetes_mellitus

American Diabetes Association (2019). 2. Classification and Diagnosis of Diabetes: Standards of Medical Care in Diabetes - 2019. *Diabetes Care, 42 (Suppl. 1),* S13-S28. Zugriff am 12.11.2020. Verfügbar unter: https://care.diabetesjournals.org/content/diacare/42/Supplement_1/S13.full.pdf

BARMER (2020). Regionale Prävalenzen des Diabetes mellitus in Deutschland. Eine Aus-wertung mittels GKV-Daten der BARMER. Wuppertal: Barmer. Zugriff am 17.11.2020. Verfügbar unter: https://www.diabetesde.org/system/files/documents/diabetes-atlas_2020.pdf

Heidemann, C., Du, Y., Schubert, W., Rathmann, W. & Scheidt-Nave, C. (2013). Prävalenz und Entwicklung des bekannten Diabetes mellitus. Ergebnisse der Studie zur Gesundheit Erwachsener in Deutschland (DEGS1). *Bundesgesundheitsblatt, 56,* 668-677.

Hien, P., Böhm, B., Claudi-Böhm, S., Krämer, C. & Kohlhas, K. (2013). *Diabetes-Handbuch* (7. Aufl.). Berlin: Springer.

International Diabetes Federation (IDF). (2019). *IDF Diabetes Atlas 2019 (9th ed.).* Brüssel: International Diabetes Federation. Zugriff am 11.11.2020. Verfügbar unter: https://www.diabetesatlas.org/upload/resources/2019/IDF_Atlas_9th_Edition_2019.pdf

Jacobs, E., Hoyer, A., Brinks, R., Kuss, O. & Rathmann, W. (2017). Burden of Mortality Attributable to Diagnosed Diabetes: A Nationwide Analysis Based on Claims Data-From 65 Million People in Germany. *Diabetes Care, 40(12),* 1703-1709. Zugriff am: 06.02.2020. Verfügbar unter: https://care.diabetesjournals.org/content/diacare/40/12/1703.full.pdf

Jacobs, E. & Rathmann, W. (2019). Epidemiologie des Diabetes in Deutschland. Deutsche Diabetes Gesellschaft, diabetesDE - *Deutsche Diabetes Hilfe (Hrsg.) Deutscher Gesundheitsbericht Diabetes 2020. Die Bestandsaufnahme (S. 9-16).* Mainz: Kirchheim + Co GmbH.

Paulweber, B., Valensi, P., Lindström, J., Lalic, N. M., Greaves, C. J., McKee, M. et al. (2010). A European Evidence-Based Guideline for the Pre-vention of Type 2 Diabetes. *Hormone and Metabolic Research, 42 (Suppl. 1),* S3-S36. Zugriff am 13.11.2020.

Verfügbar unter: https://pdfs.semanti-cscholar.org/4f2c/31499e42736eaf5db682f8fdd42081dd456a.pdf

Petersmann, A., Müller-Wieland, D., Müller, U. A., Landgraf, R., Nauck, M., Freckmann, G. et al. (2019). Definition, Klassifikation und Diagnostik des Diabetes mellitus. DDG Praxisempfehlung. *Diabetologie, 14 (Suppl. 2),* S111-S118. Zugriff am: 12.11.2020. Verfügbar unter: https://www.deutsche-diabetes-gesellschaft.de/fileadmin/user_up-load/05_Behandlung/01_Leitlinien/Praxisempfehlungen/2019/02_Diagnostik-Diabe-tes-mellitus_Mueller-Wieland_DDG.pdf

Robert-Koch-Institut (RKI, Hrsg.) (2015). *Studie Gesundheit in Deutschland aktuell – Sonderauswertung Saarland.* Berlin: Robert-Koch-Institut. Zugriff am 13.01.2020. Verfügbar unter: https://www.saarland.de/dokumente/res_sozia-les/GEDA_SoA_Saarland_END.pdf

Robert-Koch-Institut (RKI, Hrsg.) (2019). *Diabetes in Deutschland – Bericht der Natio-nalen Diabetes-Surveillance 2019.* Berlin: Robert-Koch-Institut. Zugriff am: 13.11.2020. Verfügbar unter: https://www.rki.de/DE/Content/Gesundheitsmoni-to-ring/Studien/Diabetes_Surveillance/Diabetesbericht.pdf?__blob=publicationFile

Steffel, J. & Lüscher, t. F. (2011). *Herz-Kreislauf.* Heidelberg: Springer.

Wissenschaftliches Institut der AOK (WIdO). (2019). *Gesundheitsatlas Saarland. Dia-betes mellitus Typ 2.* Berlin: Wissenschaftliches Institut der AOK. Zugriff am 16.11.2020. Verfügbar unter: https://www.aok.de/pk/fileadmin/user_up-load/AOK-Rheinland-Pfalz-Saarland/07-Presse/Dokumente/Gesundheitsat-las_Saarland.pdf

World Health Organisation. (1999). International Society of Hypertension Guidelines for the management of hypertension. *Journal of hypertension, 17,* 151–184.

3 Tabellen- und Abkürzungsverzeichnis

3.1 Tabellenverzeichnis

3.2 Abkürzungsverzeichnis

Abkürzung	Begriff
ADA	American Diabetes Association
CNE	Chronische Nierenerkrankung
DMT2	Diabetes mellitus Typ 2
GDM	Gestational Diabetes mellitus
PCOS	Polyzystisches Ovarialsyndrom
RKI	Robert-Koch-Institut
WHO	World Health Organization

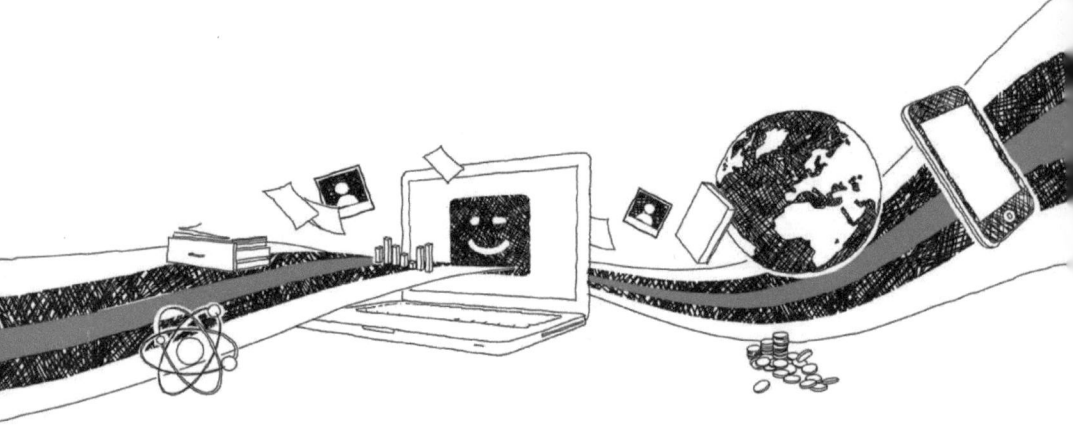
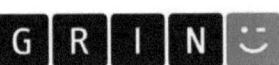